AF382217

# CUIDA TU SALUD CON EL SHIATSU

Las claves para recuperar el equilibrio físico y mental

Por Vera Smayan
Traducido por Laura Soler Pinson

Salud y bienestar 50MINUTOS.es

¿El shiatsu puede tener efectos benéficos en trastornos relacionados con el ámbito psicológico?

¿Cuál es la diferencia entre shiatsu y acupuntura?

¿Cómo puedo encontrar un especialista de shiatsu?

¿Cómo puedo convertirme en especialista de shiatsu?

## PARA IR MÁS ALLÁ 99

# CÓMO RECOBRAR EL EQUILIBRIO GRACIAS AL SHIATSU

- **¿Problemática?** El shiatsu, cada vez más popular en Occidente, es una auténtica ciencia que se basa en principios médicos milenarios. ¿Cómo enfocar este arte del masaje, complejo y fascinante a la vez, y comprender su funcionamiento? ¿Hasta qué punto podemos utilizarlo en nuestra vida diaria?
- **¿Meta?** En esta obra, te ayudaremos a comprender las nociones básicas del shiatsu y a descubrir cómo llevar a cabo simples presiones sobre algunos puntos del cuerpo para favorecer tu bienestar. Para acabar, te ofreceremos consejos para mejorar tu vida diaria.
- **¿Preguntas frecuentes?**
  - ¿El shiatsu es un tratamiento relajante o terapéutico?
  - ¿El shiatsu es una medicina reconocida a nivel oficial?

- ¿El shiatsu puede tener efectos benéficos en trastornos relacionados con el ámbito psicológico?
- ¿Cuál es la diferencia entre shiatsu y acupuntura?
- ¿Cómo puedo encontrar un especialista de shiatsu?
- ¿Cómo puedo convertirme en especialista de shiatsu?

El shiatsu (literalmente, «presión de los dedos», del japonés *shi*, «dedos», «extremidades», y de *atsu*, «presión») es un masaje relajante y terapéutico de origen japonés. Existen varias teorías con respecto al nacimiento del arte del shiatsu. La tesis más extendida afirma que habría surgido de la fusión del masaje tradicional japonés anma —que, a su vez, proviene del masaje tuina chino, que se importa a Japón en el siglo VI— y de la quiropráctica que se trae de Occidente. En Japón, el shiatsu está reconocido como medicina oficial desde los años 1950. No aparece en Occidente hasta los años 1960/1970.

Al igual que la acupuntura y la moxibustión (técnica de relajación que emplea el calor para estimular los puntos de acupuntura), este masaje se basa en los principios de la medicina tradicional china. Más en concreto, en el shiatsu, se utilizan diferentes técnicas de presión, de estiramiento, de balanceo y de manipulación para trabajar los meridianos, canales por los que circula la energía que unen entre sí todos los órganos y todas las funciones del cuerpo. Las presiones se ejercen principalmente con los dedos, pero también con los codos, los antebrazos, los pies o, incluso, las rodillas del especialista.

El shiatsu permite actuar en los sistemas primarios del cuerpo, tanto a nivel físico como a nivel emocional o psíquico. El objetivo es ayudar a que el paciente se cure armonizando y reforzando su capacidad de curación natural. El tratamiento, que se recibe con el paciente vestido y tumbado en un colchón o futón, puede ser beneficioso a cualquier edad, independientemente del estado de salud. Entonces, el paciente experimenta una sensación de gran levedad y de calma profunda; el cuerpo y la mente se revitalizan.

En concreto, el shiatsu tiene efectos beneficiosos en los trastornos del sueño, las disfunciones del sistema reproductivo, los problemas posturales y las migrañas, pero también puede tener efectos beneficiosos en los trastornos de tipo emocional o psicológico, como la depresión e, incluso, ciertas psicosis.



Los orígenes del shiatsu podrían ser más antiguos de lo que pensamos. En efecto, en las excavaciones neolíticas, en China, se han encontrado agujas de piedra que datan de 8000 años a. C., lo que deja suponer que, en esa época, ya se habían descubierto y estudiado los principios energéticos de la medicina tradicional china. Por consiguiente, podemos considerar que existían prácticas manuales (masajes rudimentarios) que habrían precedido o, incluso, inducido al desarrollo de esta filosofía.

# ¿CÓMO FUNCIONA EL SHIATSU?

## LOS PRINCIPIOS BÁSICOS

El shiatsu se basa en una visión holística que considera el cuerpo y la mente como un todo que funciona con energía. Esta energía circula a través de todo el cuerpo, por canales bien definidos llamados meridianos. Sobre ellos, se encuentran unos puntos en los que la energía es particularmente activa; se les denomina los *tsubos*, literalmente, «lugares donde se reúne la energía».

Se puede detectar un desequilibrio en los órganos o en los sistemas corporales a través de los meridianos afectados y de sus *tsubos*, y puede manifestarse en las zonas del cuerpo que van asociadas a él de distintas formas (con síntomas como el dolor, pero también con un cambio del color de la piel o del tono de voz, por ejemplo). Estos síntomas representan señales claras de un desequilibrio energético interno que, a la larga, puede convertirse en crónico y transformarse poco a poco en enfermedad. A través de distintas manipulaciones, tonificantes o sedativas, aplicadas en los meridianos, el shiatsu actúa para que la energía vital de la persona pueda restablecer el equilibrio de los órganos o de los sistemas en problemas. Así, de forma completamente natural, el organismo repone fuerzas y mejora el sentimiento de malestar, hasta desaparecer.

Según el enfoque holístico tradicional, la disfunción del cuerpo y de la mente está relacionada con el estilo de vida de la persona. Por lo tanto, esto significa que nuestra forma de pensar y de concebir la vida, nuestra alimentación, nuestras costumbres y las interacciones que tenemos con nuestro entorno tienen consecuencias sobre nuestro cuerpo.

Así, tras haber practicado su tratamiento, el especialista de shiatsu da consejos con el objetivo de mejorar el estado de salud del paciente y prevenir una posible recaída, ya que, aunque el propio tratamiento puede restablecer el equilibrio energético, este solo se mantendrá si la persona cambia lo que ha causado la enfermedad. Sus recomendaciones se basan en sus conocimientos del funcionamiento del cuerpo y en lo que puede influir en el bienestar del organismo. De esta manera, encontramos consejos dietéticos, recomendaciones más generales relacionadas con la calidad de vida, así como ejercicios apropiados para reforzar los efectos benéficos del tratamiento. Al igual que en todos los métodos tradicionales de tratamientos naturales, se anima a la persona a que descubra la razón y el significado de sus problemas. En este sentido, un tratamiento de shiatsu puede resultar una ocasión fantástica para mejorar nuestra calidad de vida y de salud.

«Sufría crisis de pánico desde hacía dos años. Ya no tenía una vida normal. Un día, un psicólogo me animó a ponerme en manos de un amigo especialista para probar un tratamiento de shiatsu. El resultado fue inesperado. Dormí durante dieciséis horas seguidas. Cuando me desperté, me sentía diferente. En los días siguientes, empecé a sentir una cierta confianza con respecto a mi cuerpo y a tener menos miedo de las crisis. Era como si hubiese cambiado de perspectiva conmigo misma. Poco a poco, las crisis desaparecieron» (Ann, 36 años).

A menudo, se compara el shiatsu con la acupuntura, ya que los dos se basan en los mismos principios, en especial, en el tratamiento de los *tsubos*. No obstante, existe una gran diferencia entre ambas prácticas. Y es que sería erróneo pensar que un tratamiento de shiatsu se reduce solamente a la manipulación de puntos definidos. En un masaje de shiatsu, se considera que los *tsubos* se encuentran en todas las partes del cuerpo, dado que estos son una manifestación integral de energía. Partiendo de esta idea, una presión aplicada en un punto tendrá un efecto en los sistemas energéticos del cuerpo entero. Así, mientras que la acupuntura se concentra en puntos específicos, el shiatsu actúa en todos los puntos del cuerpo. Si pensamos en la esencia misma de este arte, es decir, en su aplicación gracias a las manos de un especialista, lo que implica múltiples dimensiones (el tacto, una comunicación profunda, etc.), entenderemos la magnífica potencia terapéutica que puede alcanzarse durante un tratamiento de shiatsu.

# EL DIAGNÓSTICO EN EL TRATAMIENTO DE SHIATSU

Al contrario que en la medicina occidental, donde el diagnóstico se basa en la evaluación de los síntomas, el shiatsu sigue un enfoque individual y holístico, apoyándose en un sistema que aúna la observación, la percepción, la escucha y el tacto. Esto permite establecer un balance tomando en cuenta a la persona en su totalidad, incluyendo sus experiencias pasadas y sus costumbres relacionadas con su estilo de vida. El interés de este tipo de diagnóstico no es únicamente obtener resultados muy precisos, sino también ofrecer datos sobre las causas intrínsecas del problema y proporcionar instrucciones sobre las medidas que deben tomarse para evitar la evolución de este estado. Siguiendo estos sencillos consejos, la persona tiene la oportunidad de cambiar los aspectos de su vida que contribuyen al desarrollo de la enfermedad.

Otro punto interesante del shiatsu es su papel preventivo, es decir, permite diagnosticar con antelación problemas de salud que pueden derivar en enfermedades de una cierta gravedad, como el cáncer o la demencia senil, y ayuda a frenar su desarrollo con métodos terapéuticos simples. De hecho, el shiatsu activará el potencial del organismo para autogestionarse y para armonizarse, en vez de imponer remedios invasivos cuyo objetivo solo es resolver —a veces, superficialmente— un problema que ya está muy desarrollado.

Para elaborar un diagnóstico, el especialista de shiatsu sigue varias etapas:

- **la observación**, etapa en la que el especialista observa los elementos que conforman a la persona (estructura corporal, peso, estatura) y los elementos relacionados con su condición (como el estado de su lengua y de sus ojos, de su cara, de su piel, pero también su conducta, sus movimientos, su olor y su voz);
- **el interrogatorio**, que ofrece señales sobre el modo de vida del paciente y sobre su alimentación;
- **la palpación**, que permite definir el alcance y el origen exactos del desequilibrio. Este diagnóstico se basa en el estudio del *hara* de la persona, es decir, la zona que cubre el abdomen, a la que los japoneses también llaman «océano de energía».

## Masaje relajante para empezar

Se trata de un masaje que puedes hacer a cualquier hora del día. Sentado cómodamente o tumbado, masajea en el sentido de las agujas del reloj toda la región del abdomen y del bajo vientre. Los movimientos deben ser bastante lentos, y la presión puede ser a veces ligera y otras más sostenida. Durante el ejercicio, intenta mantener un ritmo respiratorio constante y concentrarte en el centro de tu organismo y en tus sensaciones. Este masaje relaja y activa todo el *hara* y, en particular, la zona de digestión.

# ¿CUÁLES SON LAS BASES DEL SHIATSU?

## LOS CINCO ELEMENTOS Y LA TEORÍA DE LAS CINCO TRANSFORMACIONES

Las nociones del yin y del yang se encuentran en la raíz de la filosofía china. Según la cosmología china, en el origen, está el tao, sin forma, oscuro y sin orden. Contiene una energía, el chi, con dos polaridades opuestas, el yin (la fuerza de la tierra) y el yang (la fuerza del cielo), que crean nuestra realidad. La dualidad yin-yang también está en la base de la gran teoría china de los cinco movimientos (*wu xing*), comúnmente llamada «la teoría de los cinco elementos». Estos son la Madera, el Fuego, la Tierra, el Metal y el Agua, que se corresponden con los cinco estados de la energía, es decir, con cinco fases de un ciclo de transformación. Todo el universo, incluido el hombre, está regido por los movimientos de esta energía.

# El ciclo de transformación

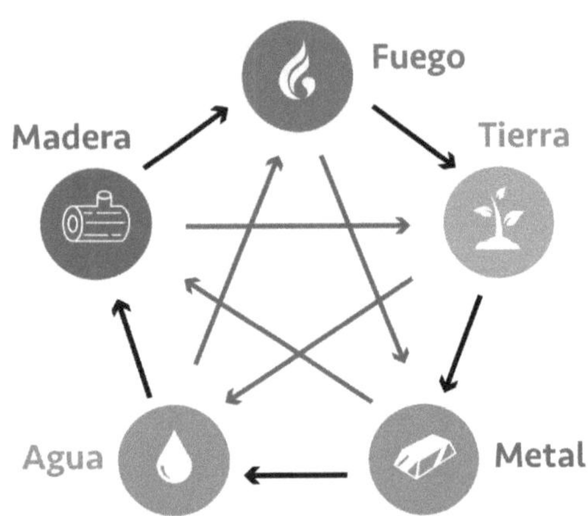


**Ciclo de generación**
La Madera genera Fuego;
el Fuego genera Tierra;
la Tierra genera Metal;
el Metal genera Agua;
el Agua genera Madera.

**Ciclo de control**
La Madera controla la Tierra;
la Tierra controla el Agua;
el Agua controla el Fuego;
el Fuego controla el Metal;
el Metal controla la Madera.

El ciclo de transformación es un esquema de evolución energética que puede leerse de dos maneras:

- como ciclo *sheng*, también llamado «ciclo de generación»;
- o como ciclo *ko*, también llamado «ciclo de control».

Gracias a este esquema y a las otras dos leyes que lo dirigen, todo en el universo se transforma y todo se mantiene en un equilibrio constantemente renovado.

En realidad, esta teoría —simple en apariencia— es una clave formidable para observar el universo. Permite establecer correspondencias entre lo pequeño y lo grande, los órganos, las estaciones, las direcciones, los sabores, los colores, los estados de ánimo, etc. Cualquier aspecto de la realidad, cualquier fenómeno puede observarse y comprenderse gracias a la teoría de los movimientos *wu xing*.

Así, según la medicina tradicional china, los órganos están sometidos a esta dinámica de transformación energética. La enfermedad no es más que la manifestación de un desequilibrio energético, provocado por un exceso o una insuficiencia energética de un elemento.


## ¡OBSÉRVATE!

La constitución de una persona se establece a partir de la suma de todas las cualidades originales que se conservan en las células reproductivas de sus padres y de la influencia de la dieta, de la actividad y del estado de ánimo de la madre durante los nueve meses de gestación, pero también de todas las influencias ancestrales y ambientales que ha heredado. Así pues, una persona puede ser de constitución más bien yang o más bien yin, según el nivel de influencia del cielo o de la tierra. A cada una de estas dos fuerzas van asociadas múltiples características, y cada persona tiene a la vez particularidades yin y yang; no obstante, aparecerá una fuerza predominante en su estructura y en su expresión.

Presentamos un ejercicio sencillo que te ayudará a descubrir qué fuerza predomina en ti. Sitúate ante un espejo y cierra los ojos durante unos segundos. Respira profundamente, relájate. A continuación, abre los ojos y mírate. Si tu estructura muscular es más bien compacta, tu pelo es bastante grueso y claro, tus ojos son más bien pequeños, redondos, si tu boca es pequeña, tu mentón es cuadrado, si prefieres hacer actividades físicas y si eres una persona más bien extrovertida y dinámica y, a veces, autoritaria, tu fuerza predominante es el yang. En cambio, si tu forma es más bien alargada y tus músculos son flexibles, tu rostro es más ovalado, tus ojos y tu boca son más bien grandes y si eres sensible y bastante emotivo, tu fuerza predominante será el yin.

## LOS MERIDIANOS

El concepto de meridiano, indisociable de la teoría del yin y del yang y de la de los cinco elementos, también se encuentra en la raíz de la medicina tradicional china. Todas las técnicas con las que guarda relación (acupuntura, moxibustión, acupresión, anma, taichí, chi kung) se basan en él. La teoría de los meridianos ya aparece citada en el

*Canon interno del emperador Amarillo*, la biblia de la medicina tradicional china cuya versión más reciente fue redactada en el siglo I a. C. tomando como base otros textos más antiguos.

Los meridianos son canales por los que circula la energía vital del cuerpo (el chi) para alimentar todos los tejidos y los órganos del cuerpo. Los meridianos rigen la armonía y el equilibrio del organismo, que actúa como una unidad funcional.

En la red de los meridianos, existen doce principales que están directamente relacionados con alguno de los cinco elementos y que tienen recorridos bien definidos. Cada par de meridianos (un yang y un yin) también está asociado a un color, a una estación, a un olor, a un clima, a un órgano, etc. Presentamos dos tablas que contienen las principales correspondencias para cada elemento.

# Madera

| | |
|---|---|
| **Polaridad** | Pequeño yang |
| **Movimientos energéticos** | Movilización, exteriorización |
| **Dirección** | Este |
| **Colores** | Verde, azul claro |
| **Planeta** | Júpiter |
| **Evolución** | Nacimiento |
| **Estación** | Primavera |
| **Clima** | Viento |
| **Emociones** | Ira |
| **Sabores** | Ácido, agrio |
| **Olores** | Rancio |
| **Órganos** | Hígado |
| **Sentido** | Vista |
| **Tejido y otros** | Tendones, uñas, tez, extremidades |
| **Fluido corporal** | Lágrimas |

# Fuego 🔥

| | |
|---|---|
| **Polaridad** | Gran yang |
| **Movimientos energéticos** | Superficialización |
| **Dirección** | Sur |
| **Colores** | Rojo, naranja |
| **Planeta** | Marte |
| **Evolución** | Crecimiento |
| **Estación** | Verano |
| **Clima** | Calor |
| **Emociones** | Alegría, pavor, placer |
| **Sabores** | Amargo |
| **Olores** | Quemado |
| **Órganos** | Corazón |
| **Sentido** | Gusto |
| **Tejido y otros** | Vasos sanguíneos |
| **Fluido corporal** | Transpiración |

# Tierra 🌱

| | |
|---|---|
| **Polaridad** | Equilibrio yin-yang |
| **Movimientos energéticos** | Reparto |
| **Dirección** | Centro |
| **Colores** | Amarillo, *beige*, ocre |
| **Planeta** | Saturno |
| **Evolución** | Madurez |
| **Estación** | Entretiempo |
| **Clima** | Húmedo |
| **Emociones** | Preocupación, reflexión, inquietud |
| **Sabores** | Dulce, azucarado |
| **Olores** | Perfumado |
| **Órganos** | Bazo, páncreas |
| **Sentido** | Tacto |
| **Tejido y otros** | Músculos, labios, carne, células |
| **Fluido corporal** | Saliva |

## Metal

| | |
|---|---|
| **Polaridad** | Pequeño yin |
| **Movimientos energéticos** | Interiorización |
| **Dirección** | Oeste |
| **Colores** | Blanco, plateado |
| **Planeta** | Venus |
| **Evolución** | Vejez |
| **Estación** | Otoño |
| **Clima** | Seco |
| **Emociones** | Tristeza, pena |
| **Sabores** | Picante, agrio |
| **Olores** | Agrio |
| **Órganos** | Pulmón |
| **Sentido** | Olfato |
| **Tejido y otros** | Piel, vello, dientes, senos |
| **Fluido corporal** | Mucosidad |

## Agua 💧

| | |
|---|---|
| **Polaridad** | Gran yin |
| **Movimientos energéticos** | Concentración |
| **Dirección** | Norte |
| **Colores** | Negro, azul oscuro |
| **Planeta** | Mercurio |
| **Evolución** | Muerte |
| **Estación** | Muerte |
| **Clima** | Frío |
| **Emociones** | Miedo, angustia |
| **Sabores** | Salado |
| **Olores** | Pútrido, mohoso |
| **Órganos** | Riñón |
| **Sentido** | Oído |
| **Tejido y otros** | Hueso, médula, cabello, sexo, inmunológico |
| **Fluido corporal** | Orina |



Así, el elemento Agua se asocia con los meridianos del Riñón (meridiano yin) y de la Vejiga (meridiano yang), con el color negro, con el invierno, con un olor pútrido, con el gusto salado y con el frío.



## EL RITMO CIRCADIANO

El chi circula en el cuerpo según un ritmo circa-diano, pasando de un meridiano a otro. Entonces, un meridiano se vuelve más activo que los otros durante dos horas —es lo que se llama el periodo de plenitud del meridiano—; esto se produce cuando su función es esencial para el organismo.

## El ritmo circadiano

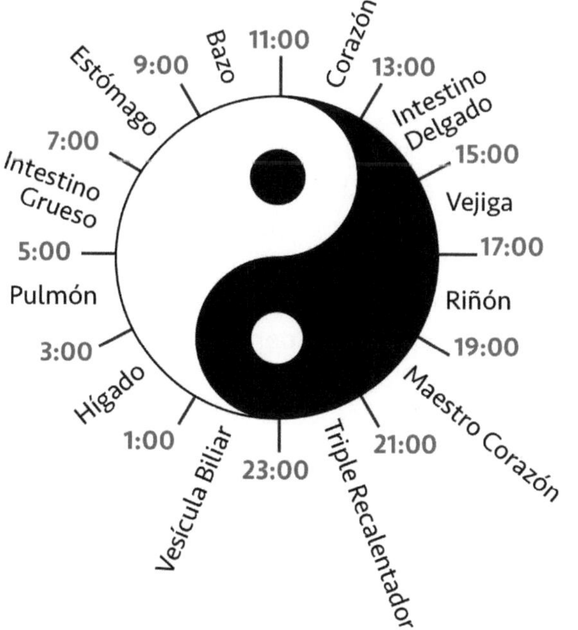


Así, el periodo de plenitud del meridiano del Pulmón está entre las 3:00 y las 5:00, mientras que el meridiano del Estómago lo alcanza entre las 7:00 y las 9:00.

El periodo de plenitud de los meridianos ofrece datos importantes a la hora de elaborar un diagnóstico y, por lo tanto, para el tratamiento.



## ¡OBSÉRVATE!

Tómate un poco de tiempo, relájate y piensa en tu vida cotidiana. ¿Hay momentos del día en los que te sientes más cansado o más alterado? ¿Hay un fenómeno recurrente en tu vida que aparece más o menos a la misma hora, cada día o casi a diario? Anota estos detalles y compáralos con la tabla del ritmo circadiano de los meridianos. Podrás obtener datos valiosos sobre el motivo del problema. Por ejemplo, si sueles sufrir insomnio y te resulta imposible dormir entre la 1:00 y las 3:00, es posible que padezcas un desequilibrio de la energía del meridiano del Hígado.

Pensar en el ritmo circadiano de los meridianos también te ayudará a meditar sobre tu estilo de vida y te permitirá adaptarlo para vivir cada segundo en armonía, con la función natural que lleva aparejada.

## ¿CUÁL ES TU ESTADO ENERGÉTICO?

Al contrario que su constitución, la condición energética de una persona está en constante evolución, ya que es el resultado de su vida cotidiana. Cuando observamos nuestro aspecto y nuestra conducta, es posible comprender el estado de nuestra salud para intentar mejorar después nuestro bienestar, equilibrando nuestra forma de vivir en el día a día.

Antes de ir más lejos, haz un pequeño ejercicio. Siéntate cómodamente y cierra los ojos durante unos segundos. Respira profundamente, relájate. A continuación, abre los ojos y reflexiona acerca de tu condición actual. ¿Qué emoción predomina en tu vida en este momento? ¿Cómo calificarías tu olor? ¿Qué sabor te atrae más? Después, compara estos detalles con la tabla de las correspondencias de los elementos, y encuentra el elemento que coincide con tu condición. Por ejemplo, si estás triste a menudo, tu olor es más bien agrio y sientes la necesidad de comer alimentos picantes, el elemento que te interesa es el Metal.

Tras este ejercicio, lee en el siguiente capítulo la breve visión global que le hemos dedicado. En ella, encontrarás datos útiles sobre tu condición y puntos que podrás tratar para mejorar tu estado energético.

# EL SHIATSU EN LA PRÁCTICA

Ahora que ya has identificado el o los elementos en los que tienes un desequilibrio energético, vas a poder descubrir más en profundidad las bases del shiatsu. En este capítulo, encontrarás una idea general de los cinco elementos e información global acerca de las características de la energía asociada a cada uno de ellos, pero también acerca de los meridianos y de los síntomas de desequilibrio que aparecen para todos ellos. También aprenderás algunos puntos de presión.

### ¡UN PEQUEÑO EMPUJÓN!

Para tratar un *tsubo* (un punto que presenta una concentración de energía demasiado importante y que, por lo tanto, hay que reequilibrar), conviene que respetemos algunas reglas. Cuando hayas localizado el *tsubo*, coloca sobre él tu pulgar y presiónalo despacio, pero con firmeza. Puede que esta manipulación cause dolor, sobre todo si el

punto lleva una carga energética importante; entonces, el pulgar se encontrará
con una cierta resistencia. En ese caso,
espera unos segundos y vuelve a apretar de
nuevo. Espera hasta que ya solo sientas una
pequeña «descarga». A continuación, retira
tu pulgar lentamente.

# EL ELEMENTO METAL

## Descripción

Tabla elemento metal

| Dirección | Oeste |
|---|---|
| Colores | Blanco, plateado |
| Estación | Otoño |
| Clima | Seco |
| Emociones | Tristeza, pena |
| Sabor | Picante |
| Olor | Agrio |
| Sentido | Olfato |

Este elemento se corresponde con el otoño, con la caída de las hojas, que se convertirán en un mantillo que alimentará la tierra y las plantas. Evoca la pureza y los intercambios con el exterior.

Los meridianos que se asocian al Metal son el del Intestino Grueso (meridiano yang) y el del Pulmón (meridiano yin), es decir, los dos órganos que unen lo interno con lo externo del cuerpo.

Una persona cuya energía Metal está bien equilibrada es una persona bien organizada, eficiente, con una dialéctica muy desarrollada, que cuenta con una actitud positiva. Mientras que un desequilibrio de esta energía llevará a la persona a adoptar una conducta rígida, inexpresiva, a encerrarse sobre sí misma, a hablar con un tono monótono, etc.

La energía Metal se asocia al sistema endocrino, a la memoria, a todo lo que el cuerpo hace automáticamente, como respirar.

## Síntomas

Cuando existe un desequilibrio en el elemento Metal, pueden aparecer varios síntomas:

- las mejillas que enrojecen y se hinchan o, por el contrario, se hunden;
- labios hinchados;
- sensación de estar constipado, tos y ojos hinchados;
- las manos y los pies fríos;
- tendencia a colocarse con la cabeza inclinada hacia delante;
- sensación de desánimo, de cansancio;
- tendencia a encerrarse sobre uno mismo;
- caída del cabello;
- diarrea o, por el contrario, estreñimiento;
- problemas de piel (forúnculos).

## El meridiano del Pulmón (P) y sus puntos importantes

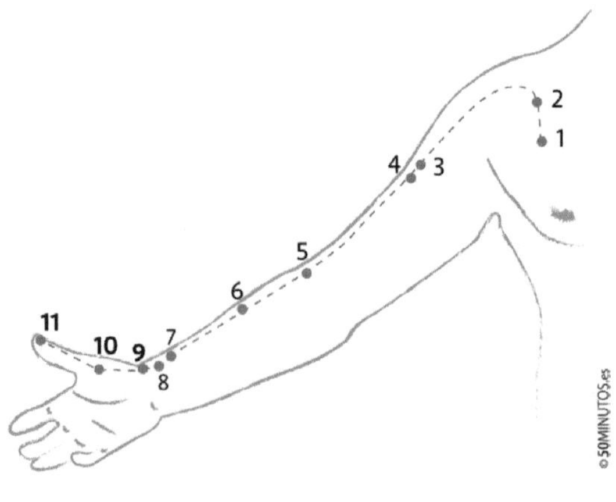

El meridiano del Pulmón está constituido por una serie de puntos que suman un total de once.

El **punto P 9** se encuentra en la parte interna de la muñeca, a la altura del pliegue. Es donde apretamos para tomar el pulso. Se trata de un punto importante para tratar las bronquitis y las faringitis, para reducir la irritabilidad y para fortalecer los pulmones.

El **punto P 10** se encuentra en un lado de la palma, en la mitad del primer metacarpiano, donde la piel cambia de color. La presión de este punto puede tener efectos positivos si existe un dolor de garganta, fiebre, palpitaciones o sufrimiento emocional.

El **punto P 11** se sitúa en el lado radial del pulgar, en la raíz de la uña. Este punto está indicado para el tratamiento de las anginas, constipados, tos y dolores de garganta. También tiene un efecto positivo en la tuberculosis.

## ¡OBSÉRVATE!

Los hombros, que reflejan la condición de los pulmones, nos dan información valiosa con respecto a su estado. Si los hombros están caídos y retraídos, la persona tiene un desequilibrio yin de los pulmones, lo que puede generar depresión, cansancio, apatía y desánimo con respecto a la vida. Por el contrario, si los hombros están rígidos y demasiado altos, la persona presentará un desequilibrio yang de los pulmones, es decir, una tendencia a la resistencia, a la defensa.

## El meridiano del Intestino Grueso (IG) y sus puntos importantes

El meridiano del Intestino Grueso está conformado por veinte puntos.

El **punto IG 4** se encuentra en la parte dorsal de la mano, en el centro del ángulo del primer y del segundo metacarpo. Se trata de un punto importante para reactivar la circulación de la energía estancada. Permite tratar la neurastenia (cansancio físico y mental importante), la sordera, el dolor de dientes, las dermatosis pruriginosas (lesiones cutáneas que presentan comezones), los dolores de cabeza y, también el estreñimiento.

El **punto IG 5** se encuentra entre los tendones extensores largo y corto del pulgar. Permite tratar la tos, la fiebre, las convulsiones y los acúfenos.

El **punto IG 11** está situado en la prominencia de los músculos supinador y extensor radial largo del carpo, al final del pliegue de flexión del codo. Este punto es extremadamente importante, ya que permite tratar todo un conjunto de enfermedades de la piel (acné rosácea, urticaria, eccema, psoriasis), pero también la esquizofrenia, los dolores de dientes, la amenorrea (ausencia de menstruación) y la astenia (cansancio general) con tendencia a dormirse.

# El meridiano del Intestino Grueso

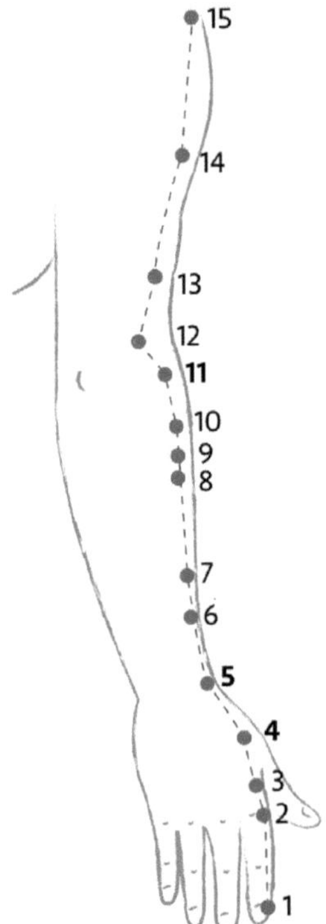

# EL ELEMENTO TIERRA

## Descripción

### Tabla del elemento Tierra

| Dirección | Centro |
|---|---|
| Colores | Amarillo, *beige*, ocre |
| Estación | Entretiempo |
| Clima | Húmedo |
| Emociones | Preocupación, reflexión, inquietud |
| Sabor | Dulce, azucarado |
| Olor | Perfumado |
| Sentido | Tacto |



El elemento Tierra no se corresponde con una estación en particular, sino con los periodos de entretiempo. En efecto, se trata de una energía que, tradicionalmente, se ha considerado el centro de las demás energías. Representa la vuelta al centro (el regreso a uno mismo) y la regeneración.

El elemento Tierra se asocia con el meridiano del Bazo/Páncreas (meridiano yin) y con el meridiano del Estómago (meridiano yang).

La energía Tierra se traduce por una solidez pragmática, una buena relación con la alimentación y con la madre, un buen tono muscular, una gran capacidad intelectual (de reflexión, de análisis, de estudio) y una tendencia a escuchar y a ayudar a los demás. Una persona que presenta un desequilibrio Tierra sufre de ansiedad, es inestable, no logra concentrarse en una tarea y está demasiado disponible para los demás (corriendo el riesgo de agotarse).

El elemento Tierra redistribuye la energía con cada cambio de estación (Bazo/Páncreas), regula el ciclo de nutrición del cuerpo, rige la producción de sangre y el sistema hormonal femenino, mantiene los líquidos en circulación y los órganos en su lugar.

## Síntomas

Cuando el elemento Tierra sufre un desequilibrio, pueden aparecer varios síntomas:

- una voz melodiosa;
- labios agrietados;
- manos y talones agrietados;
- diarrea o estreñimiento;
- problemas de digestión o hiperacidez;
- cuello y hombros rígidos;
- falta de fuerza, sensación de debilidad;
- sensación de frío en la parte inferior del cuerpo (vientre y piernas);
- reglas dolorosas;
- obsesiones y una tendencia a dar vueltas a las cosas negativas que ocurren en la vida;
- un aumento o una bajada de peso.

# El meridiano del Bazo/Páncreas (BP) y sus puntos importantes

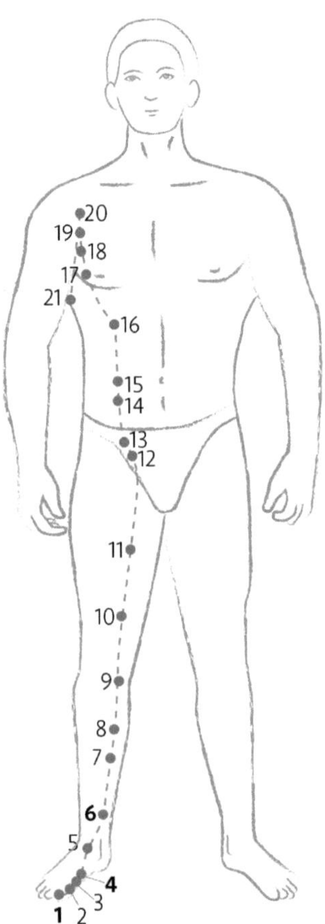

El meridiano del Bazo/Páncreas está conformado por veintiún puntos.

El **punto BP 1** se sitúa en el ángulo interno de la uña del dedo gordo. Está ligado a las enfermedades mentales, a la digestión y a los dolores estomacales.

El **punto BP 4** se encuentra en la mitad del lado interno del primer metatarso, a la altura del hueco. Equilibra el proceso de digestión. Actúa en los trastornos del apetito y en la tensión arterial alta.

El **punto BP 6** se encuentra a cuatro pulgadas por encima de la parte más prominente del maléolo interno, a lo largo del borde de la tibia, entre el hueso y el tendón. Es el punto de reunión de tres meridianos yin, algo que lo convierte en un punto muy importante. Tiene un efecto beneficioso en las reglas dolorosas y en el insomnio. Devuelve el equilibrio a la producción de sangre y favorece su circulación en los miembros inferiores. Cuidado, no estimules demasiado este punto durante tu embarazo, ya que podría provocar un aborto.

# El meridiano del Estómago (E) y sus puntos importantes

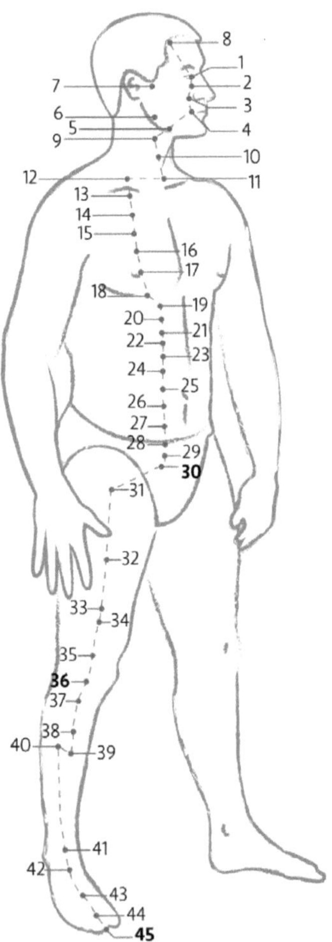

El meridiano del Estómago está compuesto por cuarenta y cinco puntos.

El **punto E 30** se sitúa en el bajo vientre, cinco dedos por debajo del ombligo. Favorece la circulación de la sangre y tiene un efecto beneficioso en los trastornos digestivos, pero también en las enfermedades ginecológicas.

El **punto E 36** se encuentra en la rodilla, tres dedos por debajo de la depresión que forman la rótula y su ligamento. Contribuye a la tonificación del cuerpo en general y tiene un efecto beneficioso en los trastornos nerviosos, en las náuseas y en la disminución del apetito.

El **punto E 45** está en el lado externo de la raíz de la uña del segundo dedo del pie. Permite regular el apetito y trata la astenia mental.

### ¡OBSÉRVATE!

Un desequilibrio de la energía Tierra también se detecta cuando canturreamos o tarareamos sin parar, sin que seamos realmente conscientes de ello. Para reequilibrar esta energía, empieza por moderar el consumo de alimentos con azúcar, incluida la fruta, y aumenta el de los cereales integrales.

# EL ELEMENTO FUEGO

## Descripción

Tabla del elemento Fuego 🔥

| Dirección | Sur |
|---|---|
| Colores | Rojo, naranja |
| Estación | Verano |
| Clima | Calor |
| Emociones | Alegría, pavor, placer |
| Sabor | Amargo |
| Olor | Quemado |
| Sentido | Gusto |

El elemento Fuego se corresponde con el calor y el verano. Representa el estado de energía más dinámico, una energía rápida que se propaga por todo el cuerpo y que puede iluminar y calentar, pero también excitar y sobrecalentar. Esta energía está relacionada con las emociones, con la capacidad de estar en armonía con los demás.

El elemento Fuego está asociado al meridiano del Corazón (meridiano yin) y al del Intestino Delgado (meridiano yang), pero también al del Maestro Corazón (meridiano yin) y al del Triple Recalentador (meridiano yang). Estos dos últimos no están directamente relacionados con un órgano o con una víscera en particular, sino con una función. Ambos tienen una actividad más extensa. El Maestro Corazón y el Triple Recalentador controlan y equilibran todas las relaciones del Corazón y del Intestino Delgado con los demás órganos. El papel del Maestro Corazón es transmitir a todo el cuerpo las órdenes del Corazón; es el «ministro» que se encarga de conectar y de armonizar todo lo que ocurre en el interior del cuerpo relacionado con el Corazón. Por su parte, el papel del Triple Recalentador es controlar la buena comunicación entre las distintas vísceras del cuerpo y, de esta manera, equilibrar el sistema de la respiración, de la digestión y de la excreción.

Una energía Fuego armoniosa se traduce por un contacto fácil con los demás, la alegría de vivir, una buena capacidad de adaptación, un estado de equilibrio mental y emocional, una gran espiritualidad, seguridad y carisma. Por el contrario, un desequilibrio Fuego se manifiesta por un estado de hiperexcitabilidad, bruscos cambios de interés, pensamientos confusos, inestabilidad, posesividad y avaricia.

El elemento Fuego une la parte espiritual con la parte material de la persona y controla las emociones, la circulación de la sangre en los vasos y el equilibrio psíquico.

## Síntomas

Cuando aparece un desequilibrio en el elemento Fuego, pueden presentarse varios síntomas:

- la punta de la nariz roja o hinchada;
- la piel roja en los pómulos o, por el contrario, muy blanca;

- problemas de circulación;
- ojos brillantes;
- trastornos del habla (bloqueos, afasia);
- una transpiración abundante o sofocos;
- problemas en los oídos;
- sensación de tener un peso sobre el plexo solar;
- una conducta violenta;
- trastornos esquizofrénicos.



## El meridiano del Intestino Delgado (ID) y sus puntos importantes

El **punto ID 1** se sitúa en la raíz de la uña interna del meñique. Puede tener efectos beneficiosos en los problemas de desmayo, los calambres intercostales y los dolores de cabeza y de garganta.

El **punto ID 10** se encuentra en el pliegue de la axila, en el hueco que se forma cuando se levanta el brazo. Puede tener efectos beneficiosos en los dolores del hombro y del codo, y también en la rigidez de hombros y cuello.

El **punto ID 11** está situado en el centro de la fosa subespinosa. Puede aliviar los dolores de espalda y de pecho, así como las neuralgias.

## El meridiano del Intestino Delgado

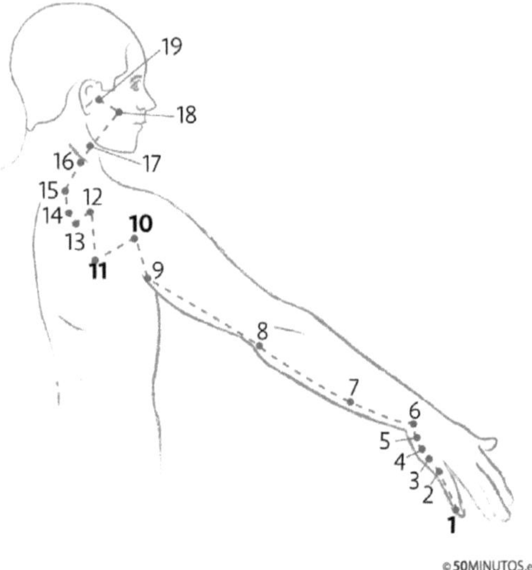

# El meridiano del Corazón (C) y sus puntos importantes

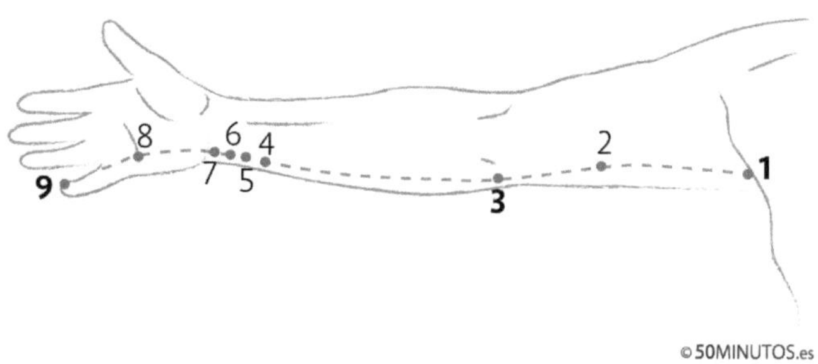



El meridiano del Corazón está compuesto por nueve puntos.

El **punto C 1** se encuentra bajo la axila, en el hueco. Puede aliviar los insomnios, los problemas de transpiración nocturna y también puede tener un efecto beneficioso en ciertas debilidades vocales.

El **punto C 3** se sitúa en el extremo ulnar (del hueso cúbito) del pliegue de flexión del codo y la epitróclea (prominencia ósea situada en el extremo inferior del húmero). Puede resultar eficaz para tratar el estrés y los estados de hiperexcitación, pero también para atenuar las palpitaciones.

El **punto C 9** está situado en el borde externo de la raíz de la uña del meñique. Se trata de un punto de tonificación del corazón.

## El meridiano del Maestro Corazón (MC) y sus puntos importantes

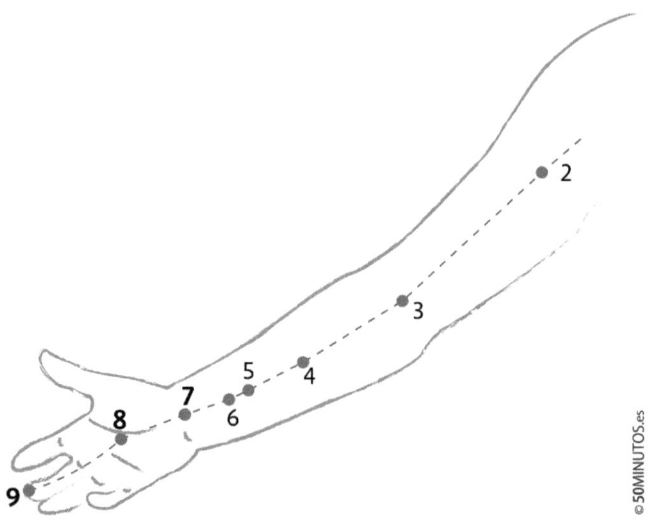


El meridiano del Maestro Corazón está compuesto por nueve puntos.

El **punto MC 7** se encuentra en mitad de la muñeca, entre los dos tendones del carpo. Resulta útil en caso de vómitos. Además, constituye un punto de reanimación muy importante.

El **punto MC 8** se encuentra en el centro de la palma, donde cae el dedo corazón flexionado. Se utiliza para tratar la alteración, las palpitaciones y la taquicardia.

El **punto MC 9** se sitúa en el extremo del dedo corazón, cerca de la uña. Se trata de un punto de tonificación muy importante. Se emplea en el tratamiento del cansancio y del insomnio.

# El meridiano del Triple Recalentador (TR) y sus puntos importantes

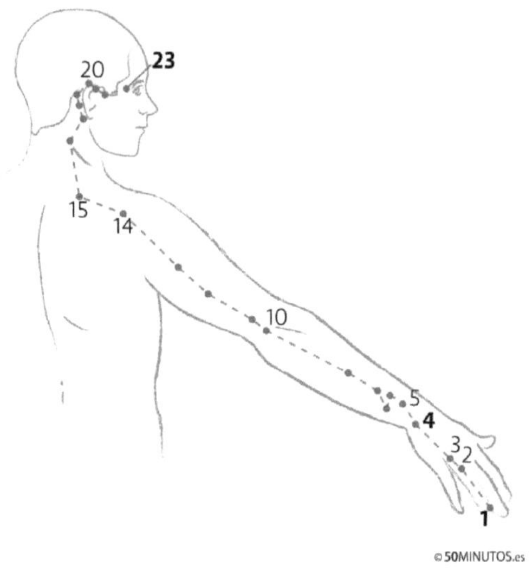


El meridiano del Triple Recalentador está conformado por veintitrés puntos.

El **punto TR 1** está en el ángulo interno de la uña del anular. Es útil en caso de fiebre, de congestión crónica, de urticaria y de eccema.

El **punto TR 4** se sitúa en la parte dorsal de la muñeca, en el hueco del lado ulnar. Se emplea en el tratamiento de la dispepsia, de la aerofagia y de los acúfenos, y tiene efectos beneficiosos en la rigidez de la nuca.

El **punto TR 23** se encuentra al final de la ceja. Tiene efectos positivos en las enfermedades de los ojos, en las migrañas y en las neuralgias faciales.

# EL ELEMENTO AGUA

## Descripción

Tabla del elemento Agua 💧

| | |
|---|---|
| **Dirección** | Norte |
| **Colores** | Negro, azul oscuro |
| **Estación** | Invierno |
| **Clima** | Frío |
| **Emociones** | Miedo, angustia |
| **Sabor** | Salado |
| **Olor** | Pútrido, mohoso |
| **Sentido** | Oído |

El elemento Agua se corresponde con el invierno, y representa el estado de transición de descanso profundo antes del inicio de un nuevo ciclo. Por lo tanto, es el elemento que se asocia con la recuperación, la regeneración y la reflexión. Se trata de un tipo de energía que fluctúa y que posee un doble aspecto: tranquila, clara, límpida, pero a la vez muy profunda, poderosa e, incluso, amenazante.

Esta energía, relacionada con los meridianos de la Vejiga (meridiano yang) y de los Riñones (meridiano yin) tiene una función de disolución, al igual que su elemento. Se corresponde con la energía básica (la que se encuentra en los riñones) y, por lo tanto, contribuye a la constitución de la persona. Rige los huesos, las articulaciones, la médula espinal, el cerebro, el pelo, los riñones, los líquidos del cuerpo (la orina), los órganos reproductores y las glándulas suprarrenales.

La persona que presenta una energía Agua con un buen equilibrio es valiente, cuenta con un buen espíritu de iniciativa, se adapta fácilmente y soporta el estrés. Puede tener una buena comunicación con los demás, sobre todo con su familia. Es sensible, lleva a cabo sus ambiciones, tiene el sentido de la moderación, es de constitución sólida y goza de buena salud. En cambio, si hay un desequilibrio en la energía Agua, la persona será tímida, miedosa, introvertida, no tendrá autoconfianza y, a menudo, se mostrará demasiado condescendiente.

## Síntomas

Cuando se observa un desequilibrio en el elemento Agua, pueden aparecer varios síntomas:

- cabello frágil y quebradizo;
- cansancio extremo;
- sofocos;
- piernas hinchadas;
- escalofríos;
- una sensación de confusión mental;
- migrañas;
- una tensión generalizada;
- una disfunción del útero.

### ¡OBSÉRVATE!

Un desequilibrio del elemento Agua se manifiesta en la zona que se sitúa debajo de los ojos, en especial, a través de ojeras de color oscuro (negro o azul), que denotan un estado de agotamiento. Si, además, tus ojeras están hinchadas, significará que tus riñones están inflamados o que tu consumo de agua es demasiado elevado. Si aparecen arrugas en tus ojeras, querrá decir que tus riñones están contraídos, señal de que debes reducir tu consumo de sal.

## El meridiano del Riñón (R) y sus puntos importantes

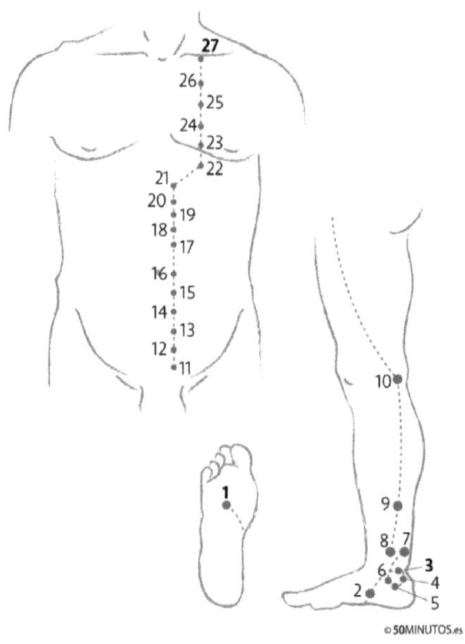

El meridiano del Riñón está compuesto por veintisiete puntos.

El **punto R 1** se encuentra bajo la planta de pie, en el hueco entre el segundo y el tercer metatarso. Se trata de un punto importante cuando hay que reanimar a alguien. También se emplea en el tratamiento de las enfermedades renales y tiene un efecto beneficioso para calmar la agitación de las mentes preocupadas.

El **punto R 3** se sitúa en el hueco detrás del maléolo interno (cara interna del tobillo), donde es más prominente, delante del talón de Aquiles. Se trata de un punto importante de tonificación de la energía. También se utiliza para tratar las enfermedades renales o, incluso, los reumatismos. Además, puede aliviar los dolores de espalda.

El **punto R 27** se encuentra en el ángulo entre la clavícula, el esternón y la primera costilla. Permite dispersar el exceso de energía a través del cuerpo.

# El meridiano de la Vejiga (V) y sus puntos importantes

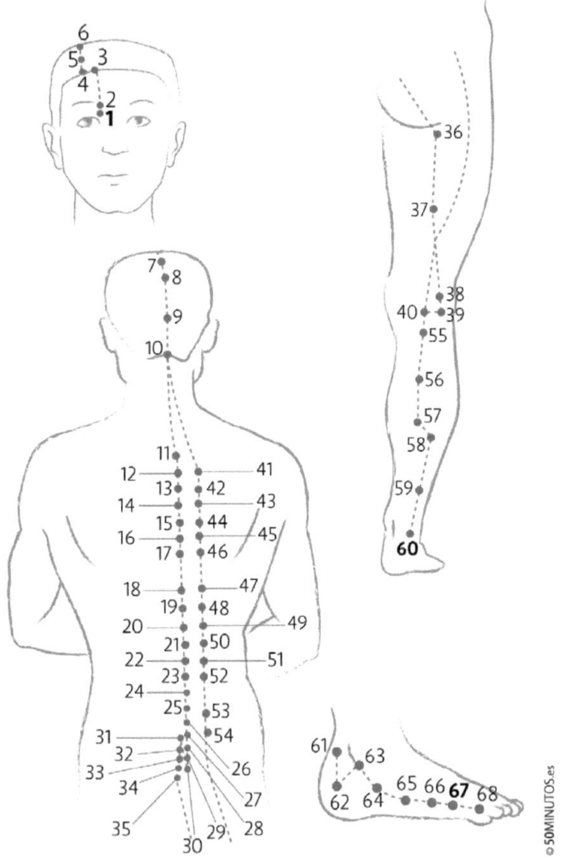

El meridiano de la Vejiga está compuesto por sesenta y ocho puntos.

El **punto V 1** se encuentra por encima del ángulo interno del ojo. Se utiliza para tratar las sinusitis, el cansancio cerebral, las enfermedades oculares y los problemas de visión.

El **punto V 60** se sitúa detrás del maléolo interno, entre este y el tendón de Aquiles. Permite luchar contra la diarrea, los dolores menstruales y la cistitis. También tiene un efecto beneficioso en el tratamiento de los dolores de cuello y de cabeza.

El **punto V 67** está en el ángulo de la uña externa del cuarto dedo del pie. Permite regular la energía en la parte baja del cuerpo, cura las migrañas y contribuye a la relajación general. No obstante, no se debe estimular este punto demasiado en caso de embarazo, ya que puede provocar abortos.

# EL ELEMENTO MADERA

## Descripción

### Tabla del elemento Madera

| Dirección | Este |
|---|---|
| Colores | Verde, azul claro |
| Estación | Primavera |
| Clima | Viento |
| Emociones | Ira |
| Sabor | Ácido, agrio |
| Olor | Rancio |
| Sentido | Vista |



El elemento Madera representa las plantas, la primavera, el nacimiento, el inicio y el crecimiento. Por lo tanto, se trata de una energía creadora, que encierra el concepto del cambio continuo, y que presenta una gran capacidad de flexibilidad y de adaptación.

Este elemento está asociado a los meridianos del Hígado (meridiano yin) y de la Vesícula Biliar (meridiano yang).

Una persona que presenta una energía Madera con un buen equilibrio es creativa, flexible y tolerante y está despierta. Tiene la capacidad de organizar y de tomar decisiones. Además, está muy apegada al respeto de la moral. Un desequilibrio de este elemento puede acarrear irritabilidad, ataques de ira, respuestas o emociones que a veces son excesivas, un temperamento muy autoritario y una sensación de inestabilidad, de confusión mental y emocional.

### ¡AHORA ES TU TURNO!

La energía Madera se asocia a la primavera y es la responsable de la desintoxicación del organismo. Así pues, cuando empieza la primavera, para tonificar tu energía Madera, concédete dos semanas de dieta basada en un buen consumo de verduras de hoja verde y de brotes verdes, de sopas ligeras y de pescado o de carne blanca cocidos al vapor.

## Síntomas

Cuando se produce un desequilibrio del elemento Madera, pueden aparecer varios síntomas:

- una sensación de parálisis (bloqueo);
- una rigidez muscular;
- problemas de coordinación;
- un sentimiento de ira, una conducta depresiva;
- una visión deformada de la realidad;
- problemas en las articulaciones, artritis;
- uñas frágiles;
- migrañas;
- hemorroides o dolores en la próstata;
- urticaria.

# El meridiano de la Vesícula Biliar (VB) y sus puntos importantes

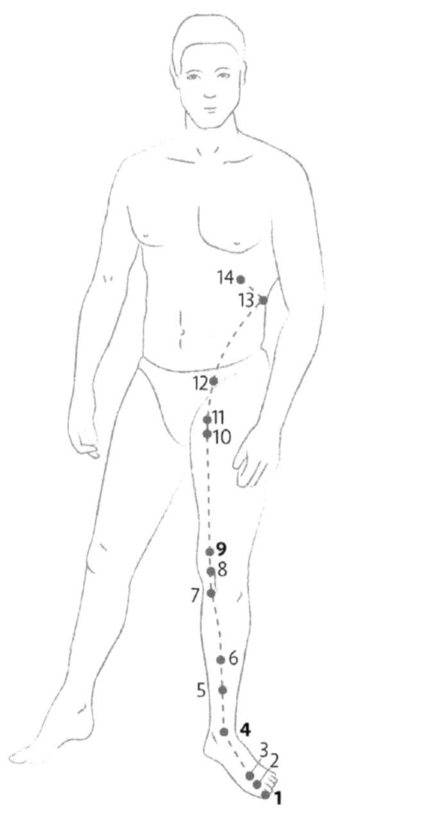


El meridiano de la Vesícula Biliar está compuesto por cuarenta y cuatro puntos.

El **punto VB 20** se sitúa en la depresión de los músculos trapecio y esternocleidomastoideo. Se trata de un punto tonificante que se emplea para tratar los problemas de vista y de oído. También se usa en el tratamiento de los vértigos y de la hipertensión.

El **punto VB 34** está situado en el hueco que hay debajo y delante de la cabeza del fémur. Es eficaz en el tratamiento de los problemas musculares, pero también de los esguinces. También puede curar el estreñimiento. Se recomienda tratar este punto con cada cambio de estación.

El **punto VB 44** se encuentra en el ángulo de la uña externa del cuarto dedo del pie. Ayuda a tratar el asma, la agitación y las disfunciones del útero.

# El meridiano del Hígado (H) y sus puntos importantes

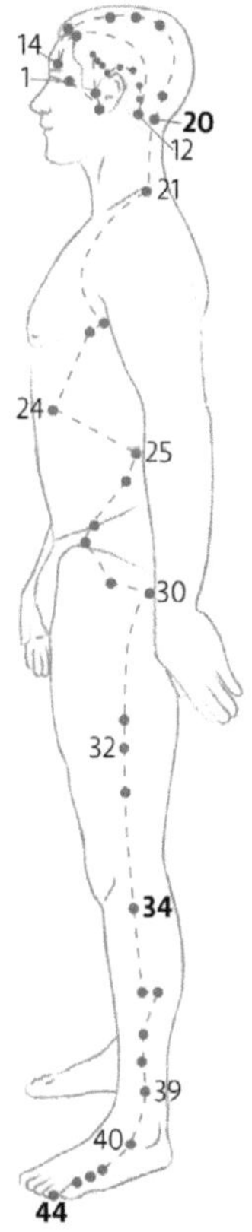



El meridiano del Hígado está compuesto por 14 puntos.

El **punto F 1** se encuentra a la altura del borde de la uña del dedo gordo del pie. Permite regular la energía del meridiano, pero también los ciclos menstruales. Para acabar, resulta eficaz para tratar migrañas, vómitos y espasmos.

El **punto F 4** se sitúa en la base del pie, entre los tendones. Se trata de un punto tonificante. Permite resolver los problemas oculares y los urogenitales. También alivia los dolores musculares.

El **punto F 9** se encuentra en la parte interna del muslo, a unas cinco pulgadas por encima del pliegue de la rodilla, en el hueco, entre los músculos. Se trata de un punto muy importante para tratar las disfunciones del útero. Permite aliviar los dolores menstruales y regular el ciclo. También entra en juego para tratar la impotencia.

# SHIATSU Y BIENESTAR: CONSEJOS PARA VIVIR MEJOR

## LA BASE ES LA RELAJACIÓN

La capacidad que tiene nuestro organismo para volver a su equilibrio está en relación con nuestra capacidad para relajarnos. ¿Por qué?

El sistema nervioso está compuesto por dos partes: el sistema nervioso voluntario y el sistema nervioso autónomo. Este último está formado por dos ramas: el sistema parasimpático y el sistema simpático, que colaboran para mantenernos en equilibrio con nuestro entorno. El sistema simpático actúa como sistema de protección: evalúa y controla los estímulos externos hasta que el parasimpático se adapta a ellos. Una hiperestimulación prolongada de esas defensas puede provocar enfermedades.

En nuestro entorno moderno, existe una multitud de estímulos que crean una carga excesiva y crónica en el sistema simpático, lo que conlleva un debilitamiento del sistema parasimpático. El tráfico, las luces, la vibración de los móviles, los aparatos eléctricos, las ondas del wifi, etc. provocan una estimulación excesiva y crónica de las glándulas suprarrenales (glándulas responsables de la gestión del estrés), acelerando el ritmo cardiaco y los desórdenes digestivos. El sistema simpático se vuelve hiperactivo y crea condiciones de estrés y de depresión, mientras que el parasimpático se debilita cada vez más.

La práctica del shiatsu puede regular la situación, puesto que provoca una estimulación profunda del sistema parasimpático y, de esta forma, devuelve el equilibrio al sistema simpático. Estos cambios afectan a todos los niveles del ser, desde lo corporal hasta lo espiritual.

En el periodo posterior al tratamiento de shiatsu, la persona empieza a buscar de forma natural nuevas vías para mejorar su bienestar, prestará atención a la dieta y a su actividad física y se abrirá a otras terapias.

# CLAVES PARA SENTIRSE MEJOR

## La respiración

Todas las prácticas de relajación y de meditación incluyen técnicas de respiración. Los efectos de una respiración profunda estimulan la oxigenación y, por ende, el sistema nervioso parasimpático, y rigen el simpático.

¿Cómo? Una respiración estable y regular facilita la absorción de oxígeno, permite librarse del gas carbónico e influye directamente en el sistema nervioso, mientras que una respiración irregular y débil crea una acumulación de gas carbónico en el cuerpo y, por consiguiente, aumenta la acidez en la sangre, lo que a su vez origina un estado de estrés. Por lo tanto, resulta fundamental respirar bien.

### EJERCICIO DE RELAJACIÓN

Siéntate en el suelo, cierra los ojos y relájate. Inspira lenta y profundamente por la nariz, llenando de aire los pulmones y el estómago, concentrando tu atención en la zona que está alrededor de tu ombligo.

Tu vientre tiene que hincharse. Retén tu respiración, cuenta hasta cinco y expulsa el aire lentamente por la nariz, siempre contando hasta cinco, vaciando tus pulmones y comprimiendo el estómago para que salga todo el aire. Repite al menos tres veces el ejercicio. Te sentirás más tranquilo y tu cuerpo habrá vuelto a oxigenarse. Puedes volver a hacer este ejercicio en cualquier momento del día.

## La dieta

La dieta es la clave principal para mantener el equilibrio del cuerpo y de la mente. Hoy en día, nuestra alimentación suele basarse en productos animales pesados y es rica en grasas saturadas y refinadas, lo que tiene un impacto negativo en nuestra salud. Una dieta macrobiótica es el primer paso hacia un auténtico cambio existencial.

### LA DIETA MACROBIÓTICA

La dieta macrobiótica (del griego *makros*, «largo», y *bios*, «vida») no solo es un conjunto de reglas alimenticias que hay que seguir, sino una filosofía de vida que se basa en la teoría oriental del yin y del yang. El objetivo de la dieta macrobiótica es alcanzar el equilibrio entre estas dos fuerzas. ¿Cómo? Comiendo alimentos yin (los brotes de los cereales, los guisantes o los calabacines, por ejemplo), acompañados de alimentos yang (las zanahorias, el queso de cabra o las manzanas, por ejemplo).

Los alimentos refinados crean acidez en el cuerpo, mientras que los integrales están en armonía con nuestro sistema digestivo. Los cereales, las verduras y, en particular, aquellos alimentos a base de soja fermentada garantizan al cuerpo un aporte de proteínas que se convierten fácilmente para la reconstitución de nuestras células y de nuestros tejidos. Al contrario que la carne, no dejan residuos tóxicos en el organismo.

Por lo tanto, hay que optar por el consumo de productos no refinados, preferiblemente ecológicos, moderar el consumo de carne e introducir algas en la alimentación, ya que su valor nutritivo extraordinario de minerales es un verdadero regalo para tu organismo.

## Los ejercicios energéticos Makko Ho

Existen muchas disciplinas cuyo objetivo es volver a equilibrar el estado energético de la persona. Por supuesto, las más conocidas son el taichí, el chi kung y el yoga. Pero los ejercicios que presentan una mayor afinidad con la práctica del shiatsu son, sin duda, los seis ejercicios básicos Makko Ho. Se trata de una serie de ejercicios específicos que intentan tonificar los doce meridianos principales y mejorar su circulación. Las posturas no son difíciles y están al alcance de todos.

La práctica de estos ejercicios tan solo requiere un poco de tiempo en el día a día, pero permite volver a armonizar el sistema energético de forma natural, reponer fuerzas y vivir mejor.

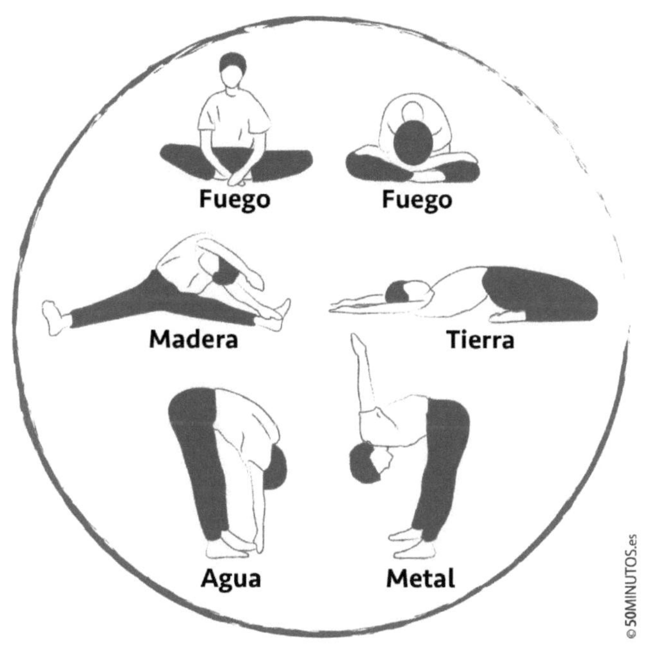


## El Do-In

El Do-In, técnica de automasaje que retoma los principios de la medicina china tradicional, puede practicarse solo o en grupo, en cualquier momento del día, y puede aprenderse fácilmente tomando como base manuales o vídeos disponibles en internet. Estos masajes permiten tonificar y reequilibrar la energía de los doce meridianos gracias a pequeños golpes, a la digitopresión sobre los *tsubos* y a las fricciones.


## PEQUEÑO MASAJE DO-IN DE LAS MANOS

Este masaje Do-In puede llevarse a cabo en cualquier momento del día, incluso en la oficina. Empieza por frotar tus manos por ambos lados, como si estuvieras lavándolas. A continuación, efectúa movimientos circulares con las muñecas. Después, toma cada dedo con la otra mano. Frótalo desde la base hasta la uña, y presiona sobre los dos extremos en la base de la uña, tirando ligeramente hacia el exterior. Tras esto, frota la palma de la mano desde el centro hacia el exterior y presiona el punto que se encuentra en el centro de la palma, donde caen los dedos cuando están flexionados y, después, presiona el punto que se sitúa en el hueco entre el primer y el segundo metacarpo. Termina sacudiendo las manos, con los dedos hacia el suelo.

# PREGUNTAS FRECUENTES

## ¿EL SHIATSU ES UN TRATAMIENTO RELAJANTE O TERAPÉUTICO?

El shiatsu es una técnica de masaje relajante y terapéutico. Los dos aspectos van de la mano, ya que nuestro funcionamiento físico y la capacidad que tenemos para volver a equilibrarnos están relacionados con nuestra aptitud para relajarnos.

El shiatsu provoca una estimulación profunda del sistema parasimpático que, habitualmente, está debilitado y crea un equilibrio en el sistema simpático que, por su parte, a menudo está demasiado estimulado. Así pues, disminuyen las causas de estrés. De esta manera, también se reduce el proceso de desarrollo de las enfermedades.

## ¿EL SHIATSU ES UNA MEDICINA RECONOCIDA A NIVEL OFICIAL?

En Japón, el shiatsu goza de un estatus oficial como tratamiento médico desde 1955. En cambio, en Occidente, no ha recibido un reconocimiento legal hasta mucho después por parte de un cierto número de Estados y de organismos sanitarios. El propio Parlamento Europeo lo aceptó en 1997 como medicina no convencional (29/5/1997, Resolución sobre el régimen de las medicinas no convencionales). En Europa, el shiatsu cuenta con una estructura organizativa común, la Federación Europea de Shiatsu (FES), que certifica las formaciones impartidas en las distintas escuelas y que proporciona una lista de especialistas oficiales.

## ¿EL SHIATSU PUEDE TENER EFECTOS BENÉFICOS EN TRASTORNOS RELACIONADOS CON EL ÁMBITO PSICOLÓGICO?

El shiatsu se basa en una visión holística que considera el cuerpo y la mente como un todo indivisible. Tomando como punto de partida esta teoría, se considera que un problema físico se traducirá también por un trastorno conductual o por un estado emocional problemático. Al actuar a nivel energético, el shiatsu provoca efectos simultáneos a todos los niveles y permitirá que el paciente se sienta mejor tanto en su cuerpo como en su mente.

## ¿CUÁL ES LA DIFERENCIA ENTRE SHIATSU Y ACUPUNTURA?

El shiatsu y la acupuntura son dos técnicas que provienen de la medicina china tradicional. Ambas se basan en los principios energéticos de la filosofía china, en particular, en la existencia de la energía (chi) que circula a través de los canales llamados meridianos, donde se concentra en puntos llamados *tsubos*. La gran diferencia se encuentra en la propia naturaleza de las dos técnicas.

La acupuntura trata los *tsubos* mediante agujas, localizándolos con precisión y asociándolos a toda una serie de factores (la hora del día, la estación, etc.).

En el shiatsu, se considera que cada parte del cuerpo es importante. Así pues, como el shiatsu es una técnica de masaje que incluye también estiramientos y manipulaciones, se puede actuar sobre varios puntos del cuerpo simultáneamente.

## ¿CÓMO PUEDO ENCONTRAR UN ESPECIALISTA DE SHIATSU?

Lo más sencillo es contactar con la <u>Federación Europea de Shiatsu</u>. Te proporcionará una lista con todos los especialistas oficiales de shiatsu.

## ¿CÓMO PUEDO CONVERTIRME EN ESPECIALISTA DE SHIATSU?

Existen varias escuelas reconocidas por la Federación Europea de Shiatsu que organizan cursos profesionales. Un ciclo formativo para convertirse en especialista dura tres años. Al final del proceso, tras haber aprobado los distintos exámenes y haber llevado a cabo un cierto número de tratamientos previsto por la escuela, el candidato debe aprobar un examen de ingreso para la FES. Para obtener más información, consulta la página de la federación.

*¡Tu opinión nos interesa!*
*¡Deja un comentario en la página web de tu librería en línea,*
*y comparte tus favoritos en las redes sociales!*

# PARA IR MÁS ALLÁ

## FUENTES BIBLIOGRÁFICAS


- Goodman, Saul. 2004. *Manuel du practicien*. París: Guy Trédaniel.

- Kushi, Michio. 2009. *Le livre de la macrobiotique*. París: Guy Trédaniel.

- Kushi, Michio. 1990. *Le livre du diagnostic oriental*. París: Guy Trédaniel.

- Masunaga, Shizuto. 1985. *Zen shiatsu, comment équilibrer le yin et le yang pour une meilleure santé*. París: Guy Trédaniel.

- Masunaga, Shizuto. 2005. *Zen shiatsu, exercices visualisés: Travail des méridiens pour le bien-être*. París: Guy Trédaniel.

- Namikoshi, Toru. 2004. *Le livre complet de la thérapie shiatsu*. París: Guy Trédaniel.

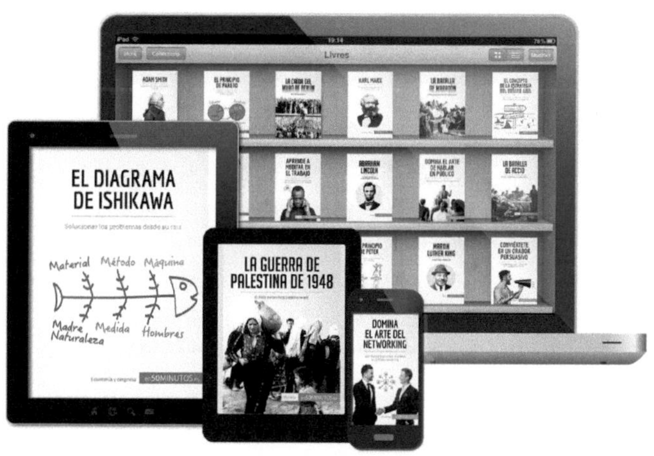

50MINUTOS.es
Historia
Economía y empresa
Coaching
Book Review
Salud y bienestar
Arte y literatura
EL DIAGRAMA DE ISHIKAWA
LA GUERRA DE PALESTINA DE 1948
DOMINA EL ARTE DEL NETWORKING
¡APRENDER NUNCA ANTES FUE TAN RÁPIDO!
www.50minutos.es